WIE MAN 10 PFUND GEWICHT IN 10 TAGEN SCHNELL ABNIMMT

LERNEN SIE, FETT OHNE VIEL BEWEGUNG ZU VERBRENNEN, VERLIEREN SIE PFUNDE AUF NATÜRLICHE WEISE, FÜR IMMER UND OHNE RÜCKSTOSs

Jessy M. Brown

Inhaltsverzeichnis

Einführung

Das Abnehmen kann eines der schwierigsten Dinge sein, die eine Person zu tun hat. Wie beim Rauchen ist Essen manchmal eine Ergänzung. Es gibt viele Gründe, warum jemand übergewichtig sein kann. In den meisten Fällen ist es auf Bewegungsmangel und das Essen der falschen Lebensmittel zurückzuführen. Menschen essen oft aus Gewohnheit zu viel. Sie können den ganzen Tag über informell essen oder Snacks essen, die sie lieben. In einigen Fällen hat eine Frau gerade ein Kind bekommen und muss das Übergewicht verlieren, das sie nach der Geburt des Babys zugenommen hat. Dies kann schwierig sein, da ein neues Baby oft anstrengend und belastend für den Körper ist. Es kann schwierig sein, nach der Geburt abzunehmen, besonders wenn Sie andere Kinder haben, um die Sie sich kümmern müssen.

Meine Gewichtszunahmeprobleme begannen erst, als ich älter war. Ich war mein ganzes Leben lang ein dünner Junge und sogar bis ins Erwachsenenalter. Selbst nachdem ich meine Kinder hatte, in meinen 20ern, schaffte ich es, mit nur einer Diät und ein wenig Bewegung abzunehmen. Ich schien einer der Glücklichen zu sein, die nicht mit dem Gewicht zu kämpfen hatten, obwohl ich viele meiner Freunde und Familienmitglieder sah, die versuchten, das Übergewicht zu entfernen. Es half mir, dass ich meine Kinder in einem früheren Alter hatte und sie durch fast drei Jahre getrennt hatte - das gab meinem Körper die Möglichkeit, jedes Mal wieder in Form zu kommen.

Ich erinnere mich, als ich 30 Jahre alt wurde, begann ich mich zu fühlen, als würde ich dick werden und ich tat es. Ein Freund sagte mir, dass nach dem Alter von 30 Jahren das Gewicht schwerer zu verlieren sei, also trat ich einem Fitnessstudio bei. Ich bin wieder in Form gekommen. Tatsächlich machten mich eine gute Ernährung und Bewegung dünner als in der High School. Obwohl viele Leute das bei 1,70 Metern und 118 Pfund spürten, war ich zu dünn.   Im Laufe der Jahre begann ich nach und nach wieder an Gewicht zuzulegen. Nachdem ich 40 Jahre alt war, begann ich zu sehen, dass es noch schwieriger war, Gewicht zu verlieren. Ich ging in ein anderes Fitnessstudio, stieg auf eine Waage und sah, dass ich 155 Pfund wog. Das war mehr, als ich bei der Geburt meiner Tochter wog.

Es war schwieriger, nach 40 Jahren Gewicht zu verlieren, aber ich schaffte es. Dann wurde ich 45 und es wurde noch härter. Zwei Jahre lang war ich nicht übergewichtig, aber ich war mit meinem Aussehen nicht zufrieden. Ich trug keine Shorts oder Jeans mehr und trug die ganze Zeit elastische Röcke, um das Übergewicht zu verstecken.   Ich würde etwas Gewicht abnehmen, aber dann, während der Wintermonate, besonders während der Ferienzeit, würde ich wieder auftauchen. Nach der letzten Ferienzeit wurde mir klar, dass ich 145 Jahre alt war, vor allem, weil ich leckere, aber nicht gute Lebensmittel gegessen hatte. Ein sitzender Lebensstil, den wir oft in den Wintermonaten haben, hat ebenfalls dazu beigetragen.

In diesem Sommer war ich jedoch entschlossen, das Gewicht zu verlieren, das ich zugenommen hatte, und meine Shorts wieder anzuziehen, die zwei Sommer lang vernachlässigt worden waren. Dieses Mal entschied ich mich jedoch, etwas Forschung auf Gewichtverlust zu tun und zu sehen, welche Pläne am besten funktionierten. Natürlich wollte ich in kürzester Zeit so viel Gewicht wie möglich abnehmen. Ich war in der Lage, 10 Pfund in 10 Tagen mit einigen der Tipps in diesem Buch zu verlieren. Durch Diät und Bewegung entfernte ich dann die restlichen 9 Pfund, die etwas mehr als mein Gewichtsabnahmeziel waren und nun in meine Shorts passen.

Der Verlust von 10 Pfund in 10 Tagen ist nicht so schwer, wie Sie denken. Ob Sie gerade eine Diät beginnen möchten, oder wenn Sie nach einer Methode suchen, etwas Eitelkeitgewicht loszuwerden, sind die Methoden in diesem Buch, das ich bespreche, sicher und werden für Sie arbeiten. Ich erforsche auch einige unsichere Wege, auf denen einige Leute dir sagen werden, dass du mit Gewichtsverlust arbeitest und warum du sie nicht probieren solltest, sowie dein Idealgewicht für deine Größe und dein

Alter.   Viele Menschen, vor allem Frauen, neigen dazu, einen verzerrten Blick auf ihren Körper zu haben und was sie wiegen sollten. Das ist der Grund, warum, bevor Sie versuchen, Gewicht zu verlieren, nicht nur sollten Sie ein Ziel im Auge haben, aber Sie sollten auch sicherstellen, dass dieses Ziel ein gesundes ist, das Sie besser aussehen und sich besser fühlen lässt, sowie gesünder, ohne abgemagert auszusehen.

Sobald Sie lernen, wie man in diesem Buch abnimmt, werden Sie auch wissen, wie man es hält. Zusätzlich zum Unterrichten, wie man 10 Pfund in 10 Tagen verliert, lehrt Sie dieses Buch auch, wie man einen gesünderen Lebensstil führt, ohne ins Fitnessstudio gehen, spezielle Lebensmittel kaufen oder Geld ausgeben zu müssen. Nachdem Sie 10 Pfund abgenommen haben, werden Sie sich viel stärker über Ihren Körper und Ihre Gesundheit informiert fühlen.

Selbst wenn Sie mehr Gewicht zu verlieren haben, ist dies ein guter Anfang, um dieses Gewicht abzunehmen und es fernzuhalten.

Viele Programme zur Gewichtsabnahme werden Ihnen sagen, dass Sie nur 2 Pfund pro Woche verlieren sollten, wenn Sie auf Diät sind. Der Grund, warum sie dir das sagen, ist sehr einfach - sie wollen, dass du weiter zum Programm gehst, damit du weiter bezahlen kannst. Wenn Sie weiterhin den Beispielen in diesem Buch folgen, werden Sie nicht nur in der Lage sein, 10 Pfund in 10 Tagen zu verlieren, sondern Sie können auch weiterhin mit einer beschleunigten Geschwindigkeit abnehmen.

Was Sie mit Ihrer Ernährung tun und was nicht tun sollten

Die Ernährung ist der wichtigste Aspekt der Gewichtsabnahme. Was du isst, wird am ganzen Körper gesehen. Diejenigen, die dir sagen, dass du eine magische Pille nehmen und all den Müll essen kannst, den du willst und trotzdem abnimmst, lügen dich an, um Pillen zu verkaufen, die normalerweise gefährlich sind.

Wenn Sie wirklich Gewicht verlieren wollen, gibt es bestimmte Lebensmittel, die Sie essen können, und bestimmte Lebensmittel, die Sie nicht essen sollten. Das bedeutet nicht, dass du nichts anderes als Kaninchenfutter essen musst, aber es bedeutet, dass du aufhören musst, diesen Big Mac mit Pommes frites zu essen.

Dieses ganze Buch könnte aus Lebensmitteln bestehen, die man nicht essen sollte, wenn man auf Diät ist. Es gibt viele Lebensmittel, die köstlich sind, aber sie sind nicht gut für dich, weil sie reich an Fett oder Zucker sind. Ich werde mich auf die Lebensmittel konzentrieren, die du wahrscheinlich essen wirst, um dir einige Dinge zu geben, die du mit deiner Ernährung nicht tun solltest und solltest.

Zu vermeidende Lebensmittel

Die folgenden sind Nahrungsmittel, die Sie vermeiden sollten, wenn Sie versuchen, 10 Pfund in 10 Tagen zu verlieren, oder wann immer Sie Ihr Gewicht beobachten. In der Tat, diese Lebensmittel sind gut zu vermeiden.... Periode:

- Fast Food
- Frittierte Lebensmittel
- Produkte, die als fettarm oder fettarm gekennzeichnet sind.
- Cookies
- Süßigkeiten
- Kuchen und andere Süßigkeiten
- Tiefkühlkost

Bitte beachten Sie, dass diese Liste keine Wörter wie "Kohlenhydrate" oder "Transfette" enthält. Dies liegt daran, dass eine Diät zur Gewichtsabnahme kein komplizierter Plan ist. Sie müssen nicht alle Lebensmittel, die Sie essen, eliminieren oder einfach nur Protein essen, obwohl Sie Ihre Proteinaufnahme erhöhen sollten. Du musst nur Lebensmittel vermeiden, die Diät-Saboteure sind.

Fast Food

Fast Foods sind in der Regel frittiert, fettig, fettreich, zuckerreich, mit Chemikalien verarbeitet oder natriumreich. Das erste, was Sie vermeiden wollen, wenn Sie nach einer Möglichkeit suchen, Gewicht zu verlieren, ist Fast Food. Das heißt, jeder von ihnen. Viele von ihnen tarnen sich als "gesunde Lebensmittel". Das sind sie nicht. Damit Fast-Food-Giganten wie McDonald's Salate anbieten können, müssen sie die Zutaten kaufen können, damit sie im ganzen Land gelagert und verteilt werden können. Diese "Diät-Salate" enthalten oft mehr Kalorien als einige der Sandwiches, vor allem wenn man das Dressing hinzufügt, das in der Regel reich an Fett und Zucker ist.

Nimm dein Mittagessen. Selbst wenn Sie ein Erdnussbuttersandwich von zu Hause einnehmen, bekommen Sie immer noch weniger Kalorien als wenn Sie in Fastfood-Restaurants essen würden. Eigentlich ist Erdnussbutter, obwohl sie fett ist, sehr gut für Sie, da sie eine gute Proteinquelle ist. Du willst nur nicht übertreiben.

Eine der ersten Sachen, die Sie tun müssen, wenn Sie 10 Pfund in 10 Tagen verlieren werden, ist, die Idee des Essens heraus aufzugeben. Vermeiden Sie das morgendliche Brötchen und Mittagessen, das Sie am Nachmittag in einem Fastfood-Restaurant einnehmen. Nehmen Sie Ihr Mittagessen für 10 Tage ein und Sie werden einen Unterschied in Ihrem Gewicht feststellen.

Als ich in der Vergangenheit abnehmen wollte, war das erste, was ich tat, McDonald's aus meiner Ernährung zu entfernen. Früher mochte ich McDonald's, aber ich wusste, dass ein Big Mac, eine Bestellung von Pommes frites und eine

Cola mehr Kalorien enthält als mein Körper für eine Mahlzeit benötigt (dieses typische Menü hat 1300 Kalorien). Ich habe es nie wirklich gemocht, Kalorien zu zählen, und ich ziehe es vor, einfache Dinge zu tun, aber ich wusste, dass die Kalorien, die ich in Fastfood konsumierte, mehr waren als die Kalorien, die ich in den Lebensmitteln konsumierte, die ich von zu Hause mitgebracht hatte, und sie haben mich nicht wirklich erfüllt. Machen Sie das Essen von Fast Food das erste, was Sie eliminieren, wenn Sie versuchen, Gewicht zu verlieren.

Lassen Sie sich nicht von U-Bahn-Anzeigen täuschen, die sagen, dass Sie durch das Essen Ihres Essens Gewicht verlieren können. Sie bestehen aus Fleisch und Käse, die auch nicht gut für dich sind. Damit Fastfood so in Serie produziert werden kann, wie es ist, muss es mit Chemikalien behandelt werden. Wenn Sie ein Gemüse-Sandwich möchten, machen

Sie es zu Hause und bringen Sie es zur Arbeit.

Frittierte Lebensmittel

Frittierte Lebensmittel sind köstlich. Sogar die Käfer würden gut schmecken, wenn sie gebraten würden. Aber frittierte Lebensmittel sind reich an Fett, meist ungesättigt. Während viele Restaurants Transfette in ihren Lebensmitteln loswerden, sind frittierte Lebensmittel aufgrund von Forderungen der FDA und anderer Justizbehörden fettreich und nicht gut für eine Diät. Sie sind auch reich an Kalorien. Essen Sie gegrillte oder gegrillte Lebensmittel, wenn Sie Gewicht verlieren und sich von frittierten Lebensmitteln fernhalten wollen.

Viele Menschen essen frittierte Lebensmittel, weil sie billig sind und füllen. Aber frittierte Lebensmittel sind einer der Hauptgründe, warum Menschen überhaupt dick werden. Sie bieten Ihnen nicht den Nährwert, den Sie für Ihren Körper benötigen, und der geringe Wert, den sie haben, wird durch die Tatsache, dass sie gebraten werden, vermindert. Verwenden Sie beim Kochen einen George Foreman-Grill, um Fleisch und sogar gegrilltes Gemüse herzustellen. Wenn Sie etwas Öl verwenden müssen, damit das Essen nicht klebt, verwenden Sie Natives Olivenöl Extra.

Produkte, die als fettarm oder fettarm gekennzeichnet sind.

Viele Menschen denken, dass sie so genannte "Diät"-Lebensmittel essen können, wenn sie sich auf einer Diät befinden. Geschäfte sind voll von diesen Lebensmitteln, die in der Regel mit Chemikalien belastet sind und oft nicht besser für Sie sind als normale Lebensmittel. Zum Beispiel Cheezits - einer meiner Lieblingssnacks aller Zeiten. Es gibt eine Vielzahl von fettarmen Cheezits, die ich eigentlich lieber als normale Cheezits habe. Wenn Sie sich jedoch den Fett- und Kaloriengehalt ansehen, werden Sie feststellen, dass es keinen großen Unterschied gibt.

Snackwells sind die gleichen. Das sind Kekse und fettarme Kuchen. Was die Menschen nicht erkennen, ist, dass sie in der Regel mehr von diesen Lebensmitteln essen, weil sie sich als "diätetische" Lebensmittel fühlen. Lebensmittel, die süß und als diätetisches Lebensmittel gekennzeichnet sind, enthalten einen Zuckerersatz (einen der vielen neueren), der für Sie schlechter ist als echter Zucker.

Die Menschen neigen dazu, sich

übermäßig an den fettarmen oder diätetischen Snacks und Lebensmitteln da draußen zu erfreuen und denken, dass sie damit davonkommen. Während Sie Ihre normalen Lebensmittel durch fettarme Lebensmittel ersetzen können, müssen Sie sich der Chemikalien bewusst sein, die Lebensmittel enthalten können, sowie der Tatsache, dass sie nicht viel niedriger in Kalorien sind. Wenn Sie ein Verlangen nach Cheezits haben, haben Sie nur eine kleine Portion des fettarmen Typs, aber fühlen Sie nicht, dass Sie die ganze Box essen können, weil sie fettarm sind.

Sie sind besser dran, echte Lebensmittel zu Hause zu haben als solche, die als fettarm oder fettarm gekennzeichnet sind, da Sie nicht versucht sein werden, zu viel zu essen, was Ihre Ernährung sabotiert.

Kekse, Süßigkeiten, Kuchen und andere Süßigkeiten

Halten Sie sich von Zucker fern, wenn Sie in 10 Tagen 10 Pfund abnehmen wollen. Zucker ist einer der Hauptgründe, warum Menschen an Gewicht zunehmen. Viele Menschen sind gierig und können nicht aufhören, diese Lebensmittel zu essen. Der Zucker wird sehr schnell über das System verarbeitet. Es ist hart für die Verdauungsorgane und lässt sie sehr hart arbeiten, um Lebensmittel zur Ausscheidung zu verarbeiten. Zucker bleibt im Blutkreislauf und wird fett. Während es für jeden, der Süßigkeiten mag, schwierig sein kann, sie nicht mehr zu essen, ist es wichtig, dass Sie dies tun, wenn Sie abnehmen wollen.

Süßigkeiten haben keinen Nährwert. Sie tun nichts, um deinem Körper zu helfen und gelten als leere Kalorien. Du isst sie umsonst und sie zeigen sich als Fett in deinem Körper. Einige Diäten sagen

Ihnen, dass Sie alle Lebensmittel vermeiden sollten, die einfache Kohlenhydrate enthalten, wie z.B. Brot. Aber während Brot nahrhaft ist und sich zumindest füllt, bieten Süßigkeiten nichts. Nichts als Kalorien, die sich in Ihrem Körper ansammeln.

Gefrorene Lebensmittel

Lean Kitchen? Bemühe dich nicht. Halten Sie sich von allen Tiefkühlprodukten fern. Sie sind mit Natrium gefüllt. Sie müssen mit Natrium gefüllt werden, um sie zu halten. Natrium wird es auch dazu bringen, Wasser zu speichern und es für Sie schwieriger zu machen, Gewicht zu verlieren.   Wenn Sie denken, dass die diätetischen Lebensmittel, die Sie im Tiefkühlregal sehen, Ihre Antwort sind, wenn es darum geht, Gewicht zu verlieren, denken Sie noch einmal nach.   Sie haben nicht nur zu kleine Portionen, sondern der Natriumgehalt negiert auch den niedrigen Kaloriengehalt dieser Lebensmittel.

Indem Sie zu Hause kochen und echte Lebensmittel essen, können Sie am Ende nicht nur das Gewicht verlieren, das Sie verlieren wollen, sondern auch gesünder essen: Vermeiden Sie Fastfood, frittierte Lebensmittel, Süßigkeiten, diätetische Lebensmittel und Tiefkühlkost, wenn Sie Gewicht verlieren wollen.

Lebensmittel zum Essen

Wenn Sie nach Lebensmitteln suchen, die Sie in Ihrer Ernährung essen können, achten Sie auf natürliche Lebensmittel. Seien Sie auch vorsichtig, wenn Sie sie kochen. Sie sollten auch Ihre Proteinzufuhr erhöhen, damit Ihr Körper mehr Kalorien verbrennt.

Eine wichtige Mahlzeit, die Sie nicht verpassen sollten, ist das Frühstück. Sie sollten Protein zum Frühstück essen, wenn Sie schnell abnehmen wollen, da dies Ihren Stoffwechsel erhöht und Sie veranlasst, früh am Tag mit der Fettverbrennung zu beginnen. Frühstücksnahrung sollte eiweißreich sein, aber keinen Zucker enthalten. Halten Sie sich von so genannten Protein-Riegeln fern.

Harte gekochte Eier, gegrilltes Fleisch und Vollkorn sind eine gute Wahl zum Frühstück. Ein gekochtes oder pochiertes Ei ist auch eine gute Wahl, wenn es um frühe Lebensmittel geht, da Eier eine gute Proteinquelle sind. Eier haben einen schlechten Ruf dafür, einen hohen Cholesterinspiegel zu haben, obwohl dies nicht der Fall ist. Eiweiß ist eine gute Proteinquelle und solange es nicht

gebraten wird, ist es eine gute Wahl zum
Frühstück.

Salate eignen sich gut zum Mittagessen.
Sie können ein fettarmes Dressing
probieren, obwohl Sie leicht Ihr eigenes
Salatdressing herstellen können.
Verwenden Sie natives Olivenöl Extra und
Balsamico-Essig und fügen Sie Kräuter wie
Oregano und Basilikum zum Dressing
hinzu, und es ist fettarm und enthält keine
Konservierungsstoffe.   Gegrilltes Gemüse
ist auch zum Mittagessen eine gute Wahl.

Sie möchten Ihrer Ernährung Protein
hinzufügen, aber nicht zu viel Fett.   Die
Hühnerbrust ist eine gute Proteinquelle
und wenn man sie handhabt, bekommt
man die Vorteile von Protein ohne das
Fett. Fisch ist auch eine ausgezeichnete
Proteinquelle, ebenso wie rotes Fleisch.
Ein gegrillter Burger ohne Brot zum
Beispiel gibt Ihnen das Protein, das Sie für

den Tag benötigen.

Wenn du Süßigkeiten magst, iss Obst. Obwohl Früchte Zucker haben, versorgen sie den Körper im Gegensatz zu Süßigkeiten mit den notwendigen Nährstoffen. Gemüse ist auch für eine gesunde Ernährung unerlässlich. Sie können den ganzen Tag Gemüse wie Sellerie und Karotten essen - sie haben ein Minimum an Kalorien und Sie geben tatsächlich mehr Kalorien aus, um auf diesem Gemüse zu kauen, als sie enthalten.

In den meisten Fällen sind die Lebensmittel, die Sie essen sollten, wenn Sie versuchen, Gewicht zu verlieren, gesunder Menschenverstand. Wenn Sie wissen, von welchen Lebensmitteln Sie sich fernhalten sollten, sollten Sie wissen, welche Lebensmittel Sie essen sollten. Das Kochen von Speisen ist sehr wichtig.

Du solltest zu Hause kochen, anstatt draußen zu essen, und vorsichtig mit den Ölen und Gewürzen sein, die du verwendest. Einfache Substitutionen wie hausgemachte Burger oder Hühnerbrüste zum Mittagessen anstelle eines Fast Food-Sandwichs können einen enormen Einfluss auf die Gewichtsabnahme haben. Auch der Ersatz von Obst anstelle von Kuchen wird einen Unterschied machen.

Iss drei Mahlzeiten pro Tag und iss nicht nachts. Zwischen den Mahlzeiten können Sie Rohkost essen. Sie werden feststellen, dass Sie durch die Einhaltung dieses Diätplans nicht nur erfolgreich abnehmen, sondern sich auch besser fühlen werden.

Eine Sache, an die du dich erinnern musst, ist, nur zu essen, bis du keinen Hunger mehr hast. Anstatt sich selbst zu füllen, bis Sie nicht mehr essen können, essen Sie, bis Sie keinen Hunger mehr

haben. Wenn Sie sich hungrig fühlen,
essen Sie etwas anderes als eine der
Speisen, die Sie vermeiden sollten, und
warten Sie 20 Minuten, bevor Sie wieder
naschen. Oftmals dauert das Signal, dass
wir nicht mehr hungrig sind, zum Gehirn
zu reisen, einige Zeit. Sie müssen nicht
verhungern, um Gewicht zu verlieren. Sie
können es tun und gleichzeitig noch
gesünder sein, wenn Sie diese Art der
Ernährung befolgen.

Grüner Tee..... Funktioniert es?

Es hat viel über grünen Tee gesprochen und wie er für Diäten funktionieren kann: Funktioniert grüner Tee, um Ihnen zu helfen, Gewicht zu verlieren? Ja. Solange es ein hausgemachter grüner Tee ist, nicht gesüßt.   Wenn Sie denken, dass Sie Gallonen von gesüßtem grünem Tee trinken und Gewicht verlieren können, denken Sie noch einmal nach.

Grüner Tee hat gesundheitliche Vorteile, die im schwarzen Tee nicht zu finden sind. Im Allgemeinen ist Tee ein Getränk, das gut für dich ist. Es gibt Hunderte von verschiedenen Tees und viele grüne Tees mit unterschiedlichen Geschmacksrichtungen. Sie können grünen Tee mit oder ohne Koffein trinken. Dies wirkt wie ein Diuretikum und reinigt das System. Ich trinke den ganzen Tag grünen Tee und habe es geschafft, mein Gewicht zu halten, nachdem ich das Gewicht verloren habe, das ich bei der Rückkehr zu meiner normalen Ernährung verlieren wollte.

Während Wasser als Diuretikum gut wirkt, ist grüner Tee anregender. Apropos jemand, der beides ausprobiert hat, grüner Tee funktioniert besser, wenn es darum geht, Gewicht zu verlieren, als wenn es darum geht, reines Wasser zu trinken. Ich trinke entkoffeinierten grünen Tee, den ich selbst mache. Sie besuchen das Badezimmer oft, wenn Sie den ganzen Tag über Tee oder Wasser trinken, aber Sie schaffen es auch, Ihr System zu reinigen und Gewicht zu halten.

Sie sollten nach grünem Tee in Beuteln oder lose suchen, den Sie zu Hause zubereiten können. Einer der

angenehmsten Aspekte des grünen Tees
ist, dass er heiß oder kalt getrunken
werden kann. Es ist einfach, grünen Eistee
auch ohne Teemaschine herzustellen.
Alles, was Sie brauchen, sind Teebeutel,
eine Schüssel und kochendes Wasser. Die
Teebeutel in die Schüssel geben, das
kochende Wasser hinzufügen und etwa
fünf Minuten ruhen lassen. Füllen Sie dann
den Rest des Behälters mit kaltem Wasser
und entfernen Sie die Teebeutel. Wenn Sie
es auffrischen, erhalten Sie Eistee, den
Sie den ganzen Tag trinken können.

Sie können grüne Teearomen im
Lebensmittelgeschäft finden, die keine
Kalorien enthalten. Natürlicher grüner Tee
ist jedoch derjenige, der am besten
funktioniert. Sie sollten dem Tee keinen
Zucker hinzufügen, da dies den Zweck des
Trinkens zunichte macht.

Wenn Ihnen der Geschmack von

zuckerfreiem grünem Tee nicht gefällt, dann trinken Sie Wasser. Sie werden feststellen, dass Sie das Gewicht vom Wasser nehmen, das normalerweise etwa fünf Pfund beträgt, indem Sie den ganzen Tag über viel grünen Tee oder Wasser trinken. Es wird Ihnen nicht nur helfen, Gewicht zu verlieren, sondern es hält Sie auch voll. Sie neigen dazu, weniger essen zu wollen, wenn Sie den ganzen Tag über zuckerfreie Getränke trinken. Im Gegensatz dazu machen gesüßte Getränke, auch solche, die mit künstlichen Süßstoffen hergestellt werden, Lust auf mehr.

Halten Sie sich von grünen Konserventees oder Tees, die in Fertiggeschäften verkauft werden, fern. Sie lassen Sie nicht abnehmen, aber sie können Ihnen auch helfen, Gewicht zuzulegen. Sie können auch "Tee aus der Sonne" zubereiten, indem Sie die Teebeutel in kaltes Wasser stellen und den

Behälter in das Sonnenlicht stellen. Es wird den ganzen Tag über natürlich zubereitet und der Geschmack ist oft besser als bei Verwendung von kochendem Wasser.

Es gibt grüne Diät-Tees, die auf dem Markt sind, die es Ihnen ermöglichen sollen, mehr Gewicht zu verlieren. Diese diätetischen Tees sind in der Regel hochkonzentriert im Koffein. Sie können die besten Effekte ohne die Nerven erzielen, die Sie bekommen, wenn Sie zu viel Koffein trinken, indem Sie normalen grünen Tee trinken.

Wenn Sie grünen Tee mit Koffein trinken, wechseln Sie im Laufe des Tages auf entkoffeinierten grünen Tee, damit Sie nicht von den Auswirkungen des Koffeins wach bleiben. Sie können Ihr Morgengetränk von Kaffee auf grünen Tee umstellen, damit Sie tagsüber einen

Vorteil haben. Obwohl beide Koffein enthalten, ist Kaffee-Koffein stärker als grüner Tee und weniger harntreibend.

"Magische Pillen" zum Abnehmen

Es gibt viele Diätpillen auf dem Markt. Sie machen alle möglichen Versprechungen, meistens ist es, dass man essen kann, was man will, und magisch abnehmen kann, indem man diese Pillen konsumiert. Solche Diätpillen werden seit Jahren verkauft, und die meisten von ihnen wurden im Laufe der Jahre in den Vereinigten Staaten verboten, nachdem Menschen gestorben sind oder nach der Einnahme schwer krank wurden.

Diätpillen sind oft nichts anderes als Stimulanzien. Freiverkäufliche Diätpillen sind in der Regel Koffeintabletten. Sie können einen schnellen Herzschlag verursachen und sogar zu schwerwiegenderen Folgen für diejenigen führen, die sie nehmen. Es gibt fettblockierende Diätpillen, die vor einigen Jahren sehr beliebt waren. Die meisten von ihnen wurden verboten. In der Tat, es dauert in der Regel nicht ein paar Jahre von der Zeit an, in der eine Diätpille als Wundermittel gegen Fettleibigkeit auf dem Markt eingeführt wird, und der Zeit, in der sie verboten wird, weil sie Lebererkrankungen oder Krebs verursacht.

Sie können Gewicht verlieren, ohne irgendwelche Abnehmtabletten einnehmen zu müssen. Ich habe nie irgendwelche Diätpillen genommen, weil ich Leute kannte, die das taten und Schwierigkeiten hatten, sie zu nehmen. Die Einnahme von Diätpillen ist ähnlich wie die Einnahme von Kokain, um Gewicht zu verlieren. Du opferst eigentlich deine Gesundheit, um zu versuchen, dünner zu werden.

Warum willst du abnehmen? Es gibt zwei gute Gründe, Gewicht zu verlieren. In erster Linie ist es gesünder, nicht übergewichtig zu sein. Fettleibigkeit kann viele gesundheitliche Probleme verursachen, insbesondere Herzkrankheiten und Diabetes. Daher ist es von Natur aus gesünder, ein gutes Gewicht zu halten.

Der zweite Grund ist, dass du gut aussehen willst. Aber du willst auch gesund aussehen. Sie wollen auf eine gesunde Weise abnehmen, die Ihren Körper stärker und gesünder fühlen lässt und auch Ihr Selbstwertgefühl erhöht. Wenn Sie 10 Pfund in 10 Tagen abnehmen, werden Sie sich sehr ermächtigt und unter Kontrolle Ihres Körpers fühlen, auch wenn Sie mehr Gewicht zu benutzen haben.

Aber Sie wollen nie Ihre Gesundheit

gefährden, wenn Sie abnehmen wollen. Die Wahrheit ist, dass es keine "magische Pille" gibt, die einen dazu bringt, Gewicht zu verlieren. Viele Diätpillen wirken nicht und sind nur eine Möglichkeit, Ihr Geld zu nehmen. Viele sind einfach Koffeintabletten, die Ihnen ein sehr unangenehmes Gefühl eines rasenden Herzens vermitteln (stellen Sie sich vor, Sie trinken 6 Tassen Kaffee auf einmal - so fühlt es sich an, wenn Sie Diätpillen nehmen). Einige von ihnen sind, offen gesagt, gefährlich und werden immer noch online vermarktet, obwohl sie in den Vereinigten Staaten und anderen Ländern verboten sind.

Natürlich sind einige der Schlankheitspillen nur Abführmittel. Obwohl es wichtig ist, täglich zu evakuieren, um Gewicht zu verlieren und es niedrig zu halten, können Abführmittel den Verdauungstrakt überlasten. Wenn Sie Abführmittel benötigen, nehmen Sie diese wie angegeben ein. Aber verwenden Sie niemals Abführmittel oder Abführmittel, die als Diätpillen getarnt sind, um Gewicht zu verlieren.

Diejenigen, die Diätpillen vermarkten, tun es mit einer verzweifelten Öffentlichkeit. Menschen, die verzweifelt sind, um Gewicht zu verlieren, werden glauben wollen, dass sie magisch Gewicht verlieren können, ohne etwas opfern zu müssen, was sie gerade tun.

Die Hersteller dieser Pillen werden den Menschen alles sagen, was sie hören wollen, einschließlich, dass die Pillen aus pflanzlichen Inhaltsstoffen hergestellt werden und dass die Pharmaunternehmen eine große Verschwörung mit der FDA haben, um sie außerhalb des Landes zu halten. Das ist nicht wahr. Wenn die Medikamente von der FDA verboten sind, dann macht das sie ziemlich schlecht.

Besonders wenn man die Nebenwirkungen vieler der von der FDA zugelassenen Medikamente berücksichtigt.

Sparen Sie Ihr Geld und Ihre Gesundheit und halten Sie sich von jeder Pille fern, die Ihnen Ergebnisse verspricht, die zu gut scheinen, um wahr zu sein. Einige Anzeigen für diese Pillen versprechen, dass sie es Ihnen ermöglichen, 10 Pfund in 3 Tagen zu verlieren. Das ist sehr ungesund. Sie können leicht 10 Pfund in 10 Tagen verlieren, indem Sie den in diesem Buch beschriebenen gesunden Plänen folgen (das ist ein Pfund pro Tag), aber 10 Pfund in 3 Tagen zu verlieren wäre ein dramatischer (wenn es funktionierte) und ungesunder Gewichtsverlust.

Außerdem wirst du das Gewicht wahrscheinlich gar nicht halten können. Wenn Sie den Beispielen in diesem Buch

folgen, werden Sie nicht nur die 10 Pfund
verlieren, die Sie verlieren wollen,
sondern Sie werden sie auch fernhalten.

"Körperreiniger"

Sie haben wahrscheinlich die vielen Anzeigen für Körperreiniger gesehen, die auch zur Gewichtsabnahme verwendet werden. Diese bestehen in der Regel aus Wasser gemischt mit einigen Kräutern, die Ihr System reinigen und Ihnen erlauben, Gewicht zu verlieren. Viele dieser Körperreiniger beginnen bei 50 $. Sparen Sie Geld.

Die Art und Weise, wie Körperreiniger oder Entgifter, wie sie auch genannt werden, arbeiten, ist, Sie eine Lösung trinken zu lassen und sie dann mit zwei großen Gläsern Wasser zu folgen. Sie können den gleichen Effekt erzielen, indem Sie ein Glas grünen Tee trinken und ihn dann mit zwei Gläsern Wasser verfolgen. Sie gehen wiederholt auf die Toilette und leeren Ihr System.

Das Spülen Ihres Systems ist gut für die Gewichtsabnahme, aber Sie wollen nicht übertreiben, und Sie wollen sicherlich nicht viel Geld für Wasser ausgeben. Wenn Sie an dieser Form der Gewichtsabnahme interessiert sind, können Sie eine Entgiftung einmal alle paar Tage verwenden, dass Sie es selbst tun. Du kannst pflanzliche Zutaten wie Zitronenpfeffer in das Wasser geben und trinken. Aber grüner Tee ist viel schöner.

Es gibt so etwas wie zu viel Wasser zu trinken. Sie wollen Ihr System nicht regelmäßig mit Wasser überlasten, da es schlecht für die Nieren ist. Sie sollten täglich 6 bis 8 Gläser grünen Tee oder Wasser trinken, um abzunehmen oder abzunehmen. Zu viel Wasser zu trinken kann für die Nieren sehr schwierig sein.

Wie Diätpillen werden Körperreiniger an die Öffentlichkeit verkauft, als der magische Weg, um Gewicht zu verlieren, ohne es zu versuchen. Viele dieser Reinigungsmittel werden verkauft, um den Körper angeblich gegen Giftstoffe und auch gegen die Medikamente, die Sie einnehmen, zu entgiften. Sie können die gleiche Entgiftung erreichen, indem Sie ungesüßte Flüssigkeiten und Wasser trinken.

Während es frustrierend sein kann, wenn Sie versuchen, Gewicht zu verlieren und Sie mit etwas aufkommen wünschen können, das Ihnen erlaubt, dieses einfacher zu bilden, vergeuden Sie Ihr Geld und Ihre Zeit, indem Sie Körperreinigungsprodukte kaufen, um Gewicht zu verlieren. Auch hier gibt es keine "magische" Möglichkeit, Gewicht zu verlieren. Der Verlust von 10 Pfund dauert 10 Tage, wenn Sie diese gesunde Behandlung befolgen. Es wird funktionieren, und außerdem werden Sie sich gesünder fühlen. Die einzige Sache, die auf Ihnen schwerer ist, ist Ihre Taschen des Geldes, das Sie vom fallenden Opfer zu den Produkten sparten, die für die mit mehr Geld als Richtung bestimmt sind.

Wenn du aufhörst zu essen, wirst du nicht abnehmen.

Eine der Arten, wie ich früher die ganze Zeit Diät gemacht habe, ist außergewöhnlich ungesund. Ich tat dies oft mit 40 und fragte mich, warum ich nicht mehr als 5 Pfund verlieren konnte. Dies wird als "Hungerkur bezeichnet.

Ein Freund von mir erklärte mir, dass die Hungerkur nicht nur eine gefährliche Form der Diät ist, sondern auch wirkungslos. Die Hungerkur ist genau das, was es scheint - nicht das Essen. Oder essen Sie den ganzen Tag ein Stück Brot. Natürlich ist das nicht gesund für dich, aber die Leute tun es trotzdem. Der Grund, warum Menschen die Hungerkur verwenden, ist, weil sie verzweifelt sind, Gewicht zu verlieren und das Gefühl haben, dass sie durch den Verzicht auf Kalorien Gewicht verlieren werden.

Du kannst natürlich abnehmen, wenn du verhungerst. Aber es wird lange dauern. Außerdem wirst du ungesund sein und dich krank fühlen. Du wirst dich die ganze Zeit schwach und müde fühlen. Du könntest ohnmächtig werden. Eine Frau in einem Dorf einige Kilometer entfernt tötete ein Kind auf dem Fahrrad, weil es am Steuer seines Autos ohnmächtig wurde, nachdem es einer Hungerdiät gefolgt war.

Als ich verhungerte, konnte ich sofort fünf Pfund abnehmen. Dies ist jedoch normal bei der Gewichtsabnahme. Dies ist das Gewicht des Wassers und wird sich ablösen, egal welche Art von Diät Sie versuchen. Dann wurde ich frustriert, weil ich nicht mehr abnehmen konnte. Das lag daran, dass mein Stoffwechsel gestoppt hatte, nur dass ich es erst Jahre später wusste.

Um Ihr Körperfett zu verbrennen, benötigen Sie einen gesunden Stoffwechsel. Dein Stoffwechsel ist das, was Kalorien verbrennt. Damit Ihr Stoffwechsel richtig funktioniert, brauchen Sie Treibstoff. Es ist wie eine Maschine, ohne Treibstoff, die sich abschaltet. So wie Ihr Auto nicht ohne Benzin läuft, so läuft auch Ihr Stoffwechsel nicht ohne Nahrung.

Was passiert, wenn sich Ihr Stoffwechsel abschaltet?

Wenn sich Ihr Stoffwechsel abschwächt, geht Ihr Körper in den "Hungermodus". Dein Körper ist intelligent, viel mehr, als du denkst. Wenn der Körper das Gefühl hat, dass er keinen Kraftstoff bekommt, beginnt er abzuschalten, genau wie eine Maschine. Das bedeutet, dass alles anfängt, sich abzuschalten, einschließlich Ihres Immunsystems.

Sie verbrennen keine Kalorien, wenn Ihr Stoffwechsel unterbrochen wird. Sie enden in einer Sackgasse, wenn es darum geht, Gewicht zu verlieren.   Sie entdecken auch, dass sich Ihr Immunsystem abschaltet. Deshalb fühlte ich mich immer schlecht, wenn ich versuchte, zu verhungern.

Hungerkuren funktionieren nicht und sind sehr ungesund. Während Sie vom Hungermodus gehen und schließlich anfangen, Gewicht zu verlieren, werden Sie dies unter großem Risiko für Ihre Gesundheit tun. Oft führt diese Art des Denkens und der Ernährung zu Magersucht, einer Erkrankung, die dazu führt, dass jemand ein verzerrtes Bild von seinem Körper hat und das Gefühl hat, dass, wenn er etwas isst, er fett wird. Dies ist eine psychologische Störung, die auftreten kann, wenn jemand die Kontrolle über sein Gewicht hat, vielleicht zum ersten Mal. Es wird zu einem vollständigen Verschluss der Organe und zum Tod führen.

Es gibt noch einen anderen Grund, warum Hungerkuren nicht funktionieren. Nach einer Weile, wenn dein Körper nach Nahrung schreit, wirst du anfangen, dich zu fühlen, als ob du sehr schwach wärst, und du wirst höchstwahrscheinlich der Versuchung nachgeben. Du wirst dich wahrscheinlich über etwas freuen, das nicht gut für dich ist. Dann könntest du versuchen, dich wieder zu verhungern. Dies wird als zwanghaftes Binge Eating bezeichnet und führt oft zu dem gegenteiligen Effekt. Du hast tatsächlich das Gewicht zugenommen, das du verloren hast und etwas anderes.

Außerdem gehst du auf diese Weise Risiken für deine Gesundheit ein.

Du kannst in 10 Tagen abnehmen. Du musst nicht verhungern, um es zu tun. In der Tat, wenn du verhungerst, wirst du keine 10 Pfund verlieren, sondern wahrscheinlich etwa fünf Pfund. Dann fühlst du dich krank und schwach und höchstwahrscheinlich wirst du dich über alles aufregen und essen, das Gewicht zunehmen, das du verloren hast und dann etwas anderes.

Pass auf, was du trinkst!

Ich habe früher mit einer Frau gearbeitet, die sich beschwerte, dass sie nicht abnehmen konnte. Sie tat die richtigen Dinge - sie aß die richtigen Lebensmittel und bewegte sich ständig. Tatsächlich schien er weniger zu essen als ich und definitiv, nach seinen Berichten, trainierte er mehr als ich, aber er konnte trotzdem nicht abnehmen. Ich dachte, ich hätte nur einen niedrigen Stoffwechsel und meiner war höher. Dann, eines Nachts nach der Arbeit, als unsere Gruppe zum Abendessen ging, sah ich, warum sie nicht abnahm.

Nach ihrem vierten Cocktail sagte sie, dass sie mehr trank, als sie gewohnt war. Anscheinend trank er nachts ein paar Cocktails, jede Nacht. Tatsächlich wusste jeder in der Abteilung, dass diese Frau gerne weniger von mir trinkt. Deshalb habe ich nicht abgenommen.

Wenn Sie auf einer Diät sind, um zu versuchen, Gewicht zu verlieren, konzentrieren Sie sich oft auf die Lebensmittel, die Sie essen. Das ist gut - Sie müssen vorsichtig sein, was Sie essen, wenn Sie versuchen, Gewicht zu verlieren. Aber man muss auch vorsichtig sein, was man trinkt.

Jedes Mal, wenn ich in einer Woche fünf Pfund abnehmen wollte, ohne wirklich zur Arbeit zu gehen, ließ ich die Sahne und den Zucker in meinem Kaffee weg. Diese einfache Sache erlaubte es mir, Gewicht zu verlieren. Ich habe nicht so viel Zucker in meinen Kaffee oder meine Sahne getan. Aber ich erkannte, dass Zucker wirklich ein Feind derjenigen ist, die versuchen, Gewicht zu verlieren.

Der Alkohol ist voll von Zucker. Die Menschen denken, dass sie Wein trinken können und mit ihm durch Trinken davonkommen und trotzdem abnehmen. Während Rotwein für Sie in gewisser Weise gut sein kann, ist er nicht gut für Sie, wenn Sie versuchen, Gewicht zu verlieren. Kein Alkohol ist gut für dich - alles enthält Zucker. Einige von ihnen enthalten mehr Zucker als andere. Mixed Drinks, wie z.B. Cocktails, enthalten in der Regel mehr Zucker. Bier hat einen hohen Zuckergehalt. Weißwein hat einen hohen Zuckergehalt. Der niedrigste Zuckergehalt, der im Alkohol erreicht werden kann, stammt aus einem sehr trockenen Rotwein. Aber Sie sollten es trotzdem vermeiden, wenn Sie versuchen, Gewicht zu verlieren.

Soda ist tabu. Es ist nichts als flüssige Süßigkeiten. Auch Diät-Soda sind schlecht für Sie und fördern nicht die Gewichtsabnahme, sondern die Gewichtszunahme. Die Karbonisierung in der Soda führt zu einer Gewichtszunahme und behindert die Bemühungen zur Gewichtsabnahme. Sie sollten keine Diätsoda oder Soda trinken, wenn Sie versuchen, Gewicht zu verlieren.

Milch ist reich an Fett und muss verboten sein. Säfte, obwohl einige von ihnen sind gut für Sie, sind reich an Zucker und tabu, wenn Sie auf einer Diät sind Gewichtsverlust. Man sollte sich die Säfte trotzdem ansehen, da viele von ihnen sehr wenig Fruchtsaft und viel Zucker enthalten.

Energy- und Sportgetränke sind ebenfalls zuckerreich und sollten beim Abnehmen vermieden werden. Sie sollten nichts als Wasser und vielleicht Kaffee und schwarzen Tee trinken, wenn Sie nach einem Weg suchen, Gewicht zu verlieren.

Es ist genauso wichtig, darauf zu achten, was man trinkt, wie darauf, was man isst, wenn man auf Diät ist. Sie können Hunderte von Kalorien pro Tag mit dem, was Sie trinken, zu sich nehmen. Der Grund, warum mein Arbeitskollege nicht abnehmen konnte, war, dass er mehr als den Kaloriengehalt konsumierte, den sein Körper durch seinen Alkoholkonsum benötigte. Ich wollte nie abnehmen, während ich noch trank.

Für einige Menschen kann eine einfache Umstellung auf Wasser aus ihren täglichen Getränken den Unterschied in der Welt ausmachen, wenn es darum geht, Gewicht zu verlieren. Ich traf eine Frau, die viel Cola trank, die auf Wasser umstieg und behauptete, sie habe 30 Pfund in einem Monat verloren, nur weil sie diese einfache Lebensstiländerung vorgenommen hatte.

Wenn Sie abnehmen wollen, sollten Sie nicht nur darauf achten, was Sie essen, sondern auch, was Sie trinken. Wasser, zuckerfreier Kaffee und zuckerfreier Tee haben keine Kalorien. Trinken Sie dies nur und halten Sie sich von so genannten Diätgetränken fern, da diese Ihre Bemühungen, Gewicht zu verlieren, verhindern.

Es tut mir so leid..... Aber du brauchst wirklich etwas Bewegung.

Diäten ohne Bewegung sind reine Zeitverschwendung, erinnern Sie sich, als wir über den Stoffwechsel sprachen? Es beschleunigt sich beim Training. Bewegung wird Ihnen nicht nur helfen, Fett zu verbrennen und die Gewichtsabnahme zu fördern, sondern auch, dass Sie sich energetischer und emotionaler gesund fühlen. Wenn Sie denken, dass Sie Gewicht verlieren können, denken Sie noch einmal darüber nach. Sie brauchen Bewegung, um Gewicht zu verlieren.

Die Art der Übung, die du machst, ist ebenfalls wichtig. Sie müssen Herz-Kreislauf-Übungen machen, um Gewicht zu verlieren. Cardio-Training bringt Ihre

Herzpumpe und Ihren Stoffwechsel zum Laufen. Dies sind Übungen wie die folgenden:

- Laufen
- Gehgeschwindigkeit
- Joggen
- Elliptisches Training
- Treppe mit Stufen
- Rudern
- Sprung
- Tanzen

All dies führt dazu, dass Ihre Herzfrequenz steigt und Sie Kalorien verbrennen können. Während Muskelaufbau- und Yogaübungen eine gute Möglichkeit zur Entspannung sind, sind Herz-Kreislauf-Übungen eine gute Möglichkeit, Energie zu gewinnen und Fett zu verbrennen. Deshalb müssen Sie sie so früh wie möglich am Tag machen.

Sie sollten den Wecker 15 Minuten früher stellen und morgens trainieren. Sie müssen keine teuren Fitnessgeräte für Ihr Zuhause kaufen. Sie müssen keine Mitgliedschaft im Fitnessstudio kaufen, obwohl dies keine schlechte Idee ist. Alles, was Sie tun müssen, ist, Ihr Herz am Morgen zu starten, indem Sie Ihren Stoffwechsel trainieren und anheben. Wenn Sie morgens Herz-Kreislauf-Training mit Protein kombinieren, bereiten Sie Ihren Stoffwechsel darauf vor, tagsüber Kalorien zu verbrennen. Indem Sie einfach 15 Minuten Training am Morgen hinzufügen, können Sie leicht 10 Pfund in 10 Tagen abnehmen.

Wenn Sie zum ersten Mal mit dem Training beginnen, können Sie langsam beginnen. Versucht es nie zu sehr oder kommt an einen Punkt, an dem ihr euch schlecht fühlt. Wenn Ihnen beim Training schwindlig wird oder Sie Schmerzen verspüren, stoppen Sie. Sie können damit beginnen, in einem zügigen Tempo zu laufen oder sogar morgens leicht an Ort und Stelle zu joggen. Jede kleine Übung, die Sie tun können und normalerweise nicht tun, wird Ihnen helfen, Gewicht zu verlieren, indem Sie Ihren Stoffwechsel erhöhen.

Denke nicht, dass du müde wirst, dich zu bewegen. Ganz im Gegenteil. Du wirst mehr Energie haben, wenn du trainierst, als wenn du es nicht tust. Deshalb sollten Sie nachts vor dem Schlafengehen keine Herz-Kreislauf-Übungen machen.

Wenn Sie morgens beim Aufwachen nicht kardiovaskulär trainieren können, sollten Sie es tun, wenn Sie nachts nach Hause kommen. Du solltest mindestens 20 Minuten nach dem Essen warten, um Sport zu treiben und nie kurz vor dem

Schlafengehen. Wenn Sie nach einer Möglichkeit suchen, sich nachts zu entspannen und auch Ihre Muskeln zu straffen, was Ihnen eine bessere Form gibt, können Sie Pilates machen. Dies sind Dehnungsübungen, die Ihrem Körper helfen können, in Form zu kommen und gleichzeitig Sie zu entspannen. Yoga-Übungen sind auch gut für die Ausübung vor dem Schlafengehen.

Das Laufen an Ort und Stelle ist eine gute Möglichkeit, Ihr Herz am Morgen zum Pumpen zu bringen und erfordert nicht, dass Sie eine Ausrüstung kaufen oder Geld für ein Fitnessstudio ausgeben. Du kannst an deiner Stelle laufen, sobald du morgens aus dem Bett aufstehst und dann auf und ab springen, um dein Herz zum Laufen zu bringen. Je mehr Übungen du machst, desto einfacher wird es. Du wirst feststellen, dass es jeden Tag ein wenig einfacher wird und du mehr Energie hast. Sobald du in eine Trainingsroutine kommst, ist es wie eine Sucht. Je mehr du trainierst, desto einfacher wird es sein und desto besser wirst du dich fühlen. Wenn Sie beginnen, Ergebnisse zu sehen, werden Sie noch mehr trainieren wollen.

Bewegung hilft nicht nur beim Abnehmen, sondern fördert auch die Körperstraffung. Wenn Sie Fett verlieren, müssen Sie etwas gegen Ihre Haut unternehmen. Du willst nicht, dass es fällt, also kannst du durch Bewegung deine Muskeln straffen und deine Haut straffen.

Du wirst dich auch geistig gesünder fühlen, wenn du trainierst. Viele Menschen, die abnehmen müssen, werden depressiv. Einige Menschen sind tatsächlich depressiv, weshalb sie übergewichtig sind: Sie essen aus einer Quelle des Trostes. Bewegung erhöht tatsächlich das Serotonin im Gehirn und lässt Sie sich besser fühlen. Ein kurzer Spaziergang wird Ihnen helfen, sich glücklicher zu fühlen. Dies wird mit der Wirkung eines Antidepressivums verglichen.

Versuchen Sie nicht, Gewicht zu verlieren, ohne zu trainieren. Sie müssen nicht viel tun, nur 15 Minuten pro Tag reichen aus, um Ihren Gewichtsverlust zu beeinflussen. Wenn Sie die oben genannten Empfehlungen für Essen und Trinken mit 15 Minuten Bewegung an einem Tag kombinieren, können Sie leicht 10 Pfund in 10 Tagen verlieren.

Wichtig ist nicht nur, was man isst, sondern auch, wie man es isst.

Es ist nicht nur das, was Sie essen, das Sie dazu bringen kann, Gewicht zuzulegen oder nicht zu verlieren, sondern auch die Art und Weise, wie Sie essen. Mein Vater zum Beispiel beschwerte sich, dass er nicht abnehmen konnte, obwohl er nie Frühstück oder Mittagessen aß und nur Abendessen aß. Der Grund, warum sie nicht abnehmen konnte, war, dass sie alle ihre Kalorien auf einmal konsumierte, am Ende des Tages, und ihrem Stoffwechsel keine Zeit gab zu handeln, wenn es um brennende Kalorien ging. Sein Stoffwechsel war den ganzen Tag unterbrochen und kam nur nachts zum Leben. Als es bald wieder erlosch, als er einschlief.

Sie müssen drei Mahlzeiten pro Tag essen, um Gewicht zu verlieren, wobei das Frühstück das wichtigste ist. Es ist besser, die meisten Kalorien zum Frühstück zu essen als zu jeder anderen Zeit. Dies wird es Ihrem Körper ermöglichen, den Kraftstoff, den Sie ihm geben, zu verwenden, um Kalorien während des Tages zu verbrennen. Wenn du nachts Kalorien konsumierst, lässt du nicht zu, dass dein Körper sie verbrennt. Als mein Vater anfing, dreimal am Tag zu essen, begann er abzunehmen.

Zusätzlich zu drei Mahlzeiten pro Tag sollten Sie vor dem Schlafengehen aufhören zu essen. Wenn Sie vor dem Schlafengehen essen, kann es nicht nur Verdauungsstörungen verursachen, sondern es bleibt auch in Ihrem Körper und verbrennt nicht. Du solltest nichts essen, bevor du ins Bett gehst. Gib dir selbst ein Zeitlimit und suche nach etwas anderem als zu essen, bevor du ins Bett gehst. Du kannst eine Lebensstiländerung vornehmen, indem du Yoga machst oder dich beim Fernsehen ausdehnst, damit du nicht versucht bist, Snacks zu essen. Viele Menschen sitzen vor dem Fernseher und essen vor dem Schlafengehen Snacks, was wesentlich zur Fettleibigkeit in unserer Gesellschaft beiträgt.

Achte auch auf deine Portionen. Zum Beispiel sollten Sie niemals direkt aus dem Kartoffelchipbeutel essen. Obwohl Sie Kartoffelchips beim Diäten vermeiden möchten, können Sie nach einer Diät und Gewichtsabnahme Kartoffelchips essen. Das ist kein großes Verbrechen, aber du solltest vorsichtig mit deinen Portionen sein. Wenn du die Chips in eine kleine Schüssel gießt, kannst du deine Portionen kontrollieren.

Denken Sie daran, dass es oft die Zeit des Gehirns braucht, um sich zu registrieren, wenn wir voll sind. Viele Menschen essen aus Gewohnheit und denken, dass sie hungrig sind, obwohl sie es in der Tat nicht sind. Du solltest immer 20 Minuten nach dem Essen warten, bevor du wieder isst. Dies gibt dem Gehirn Zeit, die Tatsache aufzuzeichnen, dass du voll bist.

Das einfache Halbieren der Portionen kann Ihnen auch helfen, Gewicht zu verlieren. Zu oft essen wir, bis wir das Gefühl haben, dass wir gleich explodieren werden. Das ist nicht gut. Das Geheimnis der Erhaltung eines gesunden Gewichts ist es, zu essen, bis man keinen Hunger mehr hat, nicht bis man zufrieden ist. Du solltest niemals danach streben, dieses unbequeme Gefühl der Fülle zu haben.

Du solltest auch jeden Tag zur gleichen Zeit essen. Wenn Sie einen guten Mahlzeitenplan einhalten, haben Sie ein besseres Verdauungssystem. Menschen, die regelmäßig und zu einem bestimmten Zeitpunkt essen, neigen dazu, zu sehen, dass ihr Verdauungssystem jeden Tag auf die gleiche Weise funktioniert. Dadurch wird Verstopfung vermieden, die auch zu Schwellungen und Gewichtszunahme führen kann. Sie sollten einmal täglich einen Stuhlgang haben und in der Regel jeden Tag zur gleichen Zeit. Dies führt zu einer guten Gewichtskontrolle und hilft Ihnen, Gewicht zu verlieren.   Es hält auch den Verdauungstrakt gesund.

Kaue dein Essen gut. Viele Menschen haben die Gewohnheit, ihr Essen zu essen. Sie sollten dies nicht nur tun, um die Gewichtsabnahme zu fördern, sondern auch, um Ihrem Verdauungssystem zu helfen. Große Lebensmittelstücke sind schwerer zu verdauen als kleinere Partikel. Er neigt auch dazu, mehr zu essen, wenn er sein Essen nicht gut kaut. 20 Mal zu kauen ist ein alter Diät-Trick, der immer noch funktioniert. Du wirst feststellen, dass dies deinem Magen Zeit gibt, deinem Geist zu signalisieren, wenn er voll ist und du nicht übermäßig isst.

Trinken Sie vor jeder Mahlzeit ein Glas Wasser. Dadurch fühlst du dich auch satt und kannst weniger essen. Indem Sie ein Glas Wasser vor jeder Mahlzeit trinken und Ihre Nahrung gut kauen, werden Sie feststellen, dass Sie weniger essen und Gewicht verlieren. Wenn Sie nur 10 Pfund zu verlieren haben, können diese beiden Tipps allein einen großen Beitrag dazu leisten, dass Sie abnehmen.

Abnehmen muss nicht unbedingt einen drastischen Lebensstil oder eine neue Ernährung bedeuten. Normalerweise können Sie Gewicht verlieren, indem Sie einfach einen Blick auf Ihre Essgewohnheiten werfen und einige Änderungen vornehmen. Achten Sie darauf, wie Sie so viel essen wie Sie essen, und Sie werden feststellen, dass diese 10 Pfund leicht abgebaut werden können.

Die Bedeutung deines Alters

Mit zunehmendem Alter beginnt der Stoffwechsel zu sinken. Deshalb beklagen sich ältere Menschen oft darüber, dass sie mehr Schwierigkeiten haben, Gewicht zu verlieren als jüngere Menschen.

Ältere Menschen müssen die Tatsache akzeptieren, dass sie nicht den Körper haben werden, den sie mit 20 Jahren hatten. Sie werden wahrscheinlich etwas milder sein, wenn es um ihr Gewicht geht. Aber das gibt ihnen keine Freibrief, um wie ein Ballon zu explodieren.

Um Ihr Idealgewicht zu ermitteln, müssen Sie Ihr Alter sowie Ihre Größe und Ihren Knochenbau kennen. Sie können sich jede Tabelle in der Arztpraxis ansehen, um zu sehen, dass Ihr Alter mit Ihrem Idealgewicht korreliert, ebenso wie Ihr Geschlecht.

Mit zunehmendem Alter, weil sich Ihr Stoffwechsel verlangsamt, benötigen Sie weniger Nahrung. Ein Fehler, den Menschen machen, während sie altern, ist, dass sie weiterhin die gleiche Menge an Kalorien zu sich nehmen wie in der Jugend. Du brauchst mehr Bewegung und weniger Essen, wenn du groß bist, um fit zu bleiben.

Wenn Sie Kinder haben, kann es schwieriger sein, das Gewicht zu halten, während Sie bei der Geburt wachsen. Es ist viel schwieriger für eine 35-jährige Frau, Gewicht zu verlieren, als für eine 25-jährige Frau. Man muss sehr hart arbeiten, denn der Stoffwechsel nimmt mit zunehmendem Alter ab.

Die in diesem Buch verwendeten Methoden, um 10 Pfund in 10 Tagen zu verlieren, sind für jemanden über 40 Jahre alt. Diejenigen, die jünger sind und einen höheren Stoffwechsel haben, können in 10 Tagen mehr als 10 Pfund verlieren, indem sie den Ratschlägen in diesem Buch folgen. Wenn Sie dies lesen und denken, dass Sie nicht abnehmen können, weil es größer ist, denken Sie noch einmal nach. Wenn ich es kann, kannst du es auch. Ich kenne viele Leute, die diese Art von Lebensstiländerung ausprobiert haben (ich nenne es nicht gerne eine Diät) und Gewicht verloren haben. Ob Sie 10 Pfund zu verlieren haben oder viel mehr Gewicht verlieren müssen, diese Diät wird gut für Sie funktionieren, unabhängig von Ihrem Alter.

Entdecken Sie Ihr Idealgewicht

Weißt du, was dein Idealgewicht ist? Anhand einer Tabelle können Sie herausfinden, wie viel Sie für Ihre Größe, Ihr Alter und Ihr Geschlecht wiegen sollten. Es gibt Online-Charts, mit denen Sie Ihr Idealgewicht bestimmen können.

Es ist wichtig, dass jeder, der versucht, Gewicht zu verlieren, sein Idealgewicht bestimmt, weil die Menschen oft eine verzerrte Sicht darauf haben, was sie wiegen sollen. Wenn deine Kleidung eng ist und du 10 Pfund abnehmen willst, dann kannst du es leicht in 10 Tagen mit den Tipps in diesem Buch tun. Wenn Sie übergewichtig sind und wissen müssen, wie viel Sie verlieren müssen, um Ihr Idealgewicht zu erreichen, dann können Sie berechnen, wie viel Gewicht Sie

verlieren müssen, um Ihr Ziel zu
erreichen.

Lassen Sie sich nicht entmutigen, wenn
Sie mehr als 10 Pfund abnehmen müssen.
Wenn Sie die Anweisungen in diesem
Buch befolgen, können Sie sicher und
schnell so viel Gewicht verlieren, wie Sie
wollen. Allerdings sollten Sie sich Ziele
setzen, wenn es darum geht, Gewicht zu
verlieren.

Anstatt sich auf das Endziel zu
konzentrieren, sollten Sie jede Woche ein
Ziel haben, wenn es darum geht, wie viel
Gewicht Sie verlieren können. Sie können
5 Pfund pro Woche verlieren, wenn Sie an
diesem Programm arbeiten. Dies ist eine
sichere Menge an Gewicht zu verlieren.

Wenn Sie an Programmen wie Jenny
Craig oder Weight Watchers teilnehmen,

sollten Sie bedenken, dass ihr Ziel es ist, Geld zu verdienen. Beide Organisationen bieten Beratung an und Jenny Craig liefert das Essen, das Sie essen. Aber beide sind geschäftlich. Sie werden dir sagen, dass du zwei Pfund pro Woche abnehmen musst. Das lässt dich länger zu ihnen zurückkehren, als du brauchst.

Die Informationen in diesem Buch kombinieren das Grundkonzept der Weight Watchers (ein sehr guter Diätplan, der Sinn macht) mit Diätempfehlungen sowie Tipps zum Essen und Bewegen. Das Ziel dieses Buches ist es, Ihnen zu helfen, 10 Pfund in 10 Tagen zu verlieren, aber Sie können weiterhin den Tipps folgen, um mehr Gewicht zu verlieren, wenn Sie es brauchen.

Wenn du dir jede Woche ein Ziel setzt und dich einmal pro Woche wiegst, wirst du dein Endziel erreichen. Einer der größten Fehler, die ein Diätetiker macht, ist, entmutigt zu werden und das Konzept der Gewichtsabnahme aufzugeben. Dies geschieht oft, wenn jemand ein Plateau erreicht und nicht mehr abnehmen kann. Was Sie dann tun müssen, ist Ihre Ernährung zu ändern und etwas Neues auszuprobieren, um Gewicht zu verlieren. Lassen Sie sich nicht entmutigen, denn Sie können das gewünschte Gewicht verlieren und es zurückhalten, indem Sie einfach den Anweisungen in diesem Buch folgen.

Das Verstehen Ihres Idealgewichts wird Ihnen helfen, sich sicherer in Bezug auf Ihre Ziele zur Gewichtsabnahme zu fühlen. Wenn Sie viel Gewicht zu verlieren haben, wird Ihnen dieses Buch helfen, Ihre Ernährung zu beginnen und Ihnen auch die Anweisungen geben, die Sie brauchen, um den Rest Ihres Gewichts abzunehmen. Sie sollten nicht entmutigt werden, wenn Sie bei Ihrer Ernährung

betrügen oder ein Pfund zulegen.
Schieben Sie es einfach zurück in die
Vergangenheit, wo es hingehört, und
machen Sie weiter, wenn Sie versuchen,
Ihr Idealgewicht zu erreichen.

Fazit: Die Macht des Geistes über die Materie

Das größte Geheimnis der Gewichtsabnahme liegt in Ihrem eigenen Kopf. Gewicht zu verlieren ist wie mit dem Rauchen aufzuhören - niemand kann dich dazu bringen, es zu tun - du musst es für dich selbst tun wollen. Wenn Sie mit dem Rauchen aufhören wollen, können Sie das Paket aufgeben und davon weggehen, ohne zurückzublicken. Ich weiß.... Ich habe das getan. Das Gleiche gilt für die Gewichtsabnahme.

Dein Verstand ist mächtiger als alles andere. Wenn Sie abnehmen wollen, können Sie es selbst tun. Eine Gewichtsabnahme kann nicht auf einen Vorschlag eines Arztes oder einer anderen Person zurückzuführen sein - es liegt alles an Ihnen. Einer der Gründe, warum Organisationen wie Weight Watchers so beliebt sind, ist, dass sie jemanden zwingen, die Verantwortung für sein Gewicht zu übernehmen. Indem du in die Meetings gehst und schwer bist, fühlst du dich gezwungen, Gewicht zu verlieren. Du kannst dir selbst das gleiche Gefühl der Verpflichtung geben und Geld und Zeit sparen, indem du deinen Verstand über die Sache stellst.

Kurz gesagt, Ihr Wunsch, Gewicht verlieren zu wollen, muss Ihren Wunsch übertreffen, Lebensmittel zu essen und Getränke zu trinken, die schlecht für Sie sind. Du musst mehr Gewicht verlieren wollen, als du essen willst. Wenn du diese Mentalität hast, kannst du alles erreichen.

Eine Möglichkeit, sich zu motivieren, ist, sich die Kleidung anzusehen. Meine Motivation war es, meine dünne Jeans und dünne Shorts zu tragen. Das war die Karotte, die vor mir hing, um mich auf Kurs zu halten und das Gewicht zu verlieren, das ich verloren hatte.

Jedes Mal, wenn ich darüber nachdachte, etwas zu essen, das schlecht für mich war, wie zum Beispiel ein Schokoriegel, musste ich an diese Shorts denken. Der Wunsch, Gewicht zu verlieren, überstieg den Wunsch, Süßigkeiten zu essen. Es war schwer für mich (und wahrscheinlich für die meisten Leute), weil ich in einem Haus mit zwei dürren Kindern lebe, die Oreo-Kekse und andere Dinge mögen, die ich auch gerne esse. Ich konnte sie nicht auf eine Diät setzen, indem ich alles loswerden konnte, was im Haus verlockend war, also musste ich es alleine machen.

Wenn Sie jedoch mit anderen Personen zusammenleben, die übergewichtig sind, können Sie erwägen, der ganzen Familie zu helfen, aufzuholen, wenn es darum geht, die richtigen Lebensmittel zu essen. Die Eliminierung einiger der Lebensmittel, die Ihre Familie isst, wird Ihnen nicht nur bei Ihren Gewichtsabnahmezielen helfen, sondern auch bei diesen. Dies kann ein gesundes Ideal für die ganze Familie sein.

Wenn Sie allein leben, ist es einfacher, einige der Leckereien aufzugeben, die Sie mit Ihrer Ernährung verführen können. Du kannst dich einfach entscheiden, sie nicht zu kaufen. Wenn sie nicht im Haus sind, bist du nicht versucht, sie zu essen. Oder trink sie.

Du solltest deine Motivation eher positiv als negativ halten. Anstatt darüber nachzudenken, wie du nicht in deine Kleidung passt, denk daran, wie gut du aussehen wirst, wenn du in deine Kleidung passt. Diese positive Einstellung wird

Ihnen helfen, auf Kurs zu bleiben und Wunder zu wirken, wenn es darum geht, Gewicht zu verlieren.

Indem Sie den Tipps in diesem Buch folgen, können Sie Gewicht verlieren. Du musst kein spezielles Essen kaufen. Du musst dich nicht für ein Fitnessstudio anmelden. Sie müssen keine teuren Getränke kaufen oder Diätpillen nehmen. Du musst nur verstehen, wie dein Körper funktioniert, was du essen solltest und was du nicht essen und etwas Sport treiben solltest. Dies ist ein einfacher Ratschlag, aber er funktioniert perfekt, wenn es darum geht, Gewicht zu verlieren. Vor allem müssen Sie positiv bleiben, nicht aufgeben, wenn Sie daran denken, einen Keks zu essen, und den Wunsch aufrecht erhalten, Ihr Idealgewicht gegenüber dem Wunsch zu sein, zu essen.

Jetzt ja, ich wünsche dir das Beste für deine Ergebnisse, und denk daran, alles ist praktisch; Theorie ohne Handeln nützt dir nichts. Es bringt alles, was man lernt, in das wirkliche Leben.

Eine große Umarmung, deine Freundin, Jessy!